Ratgeber Bluthochdruck

Ratgeber zur Reihe Fortschritte der Psychotherapie
Band 5

Ratgeber Bluthochdruck
von Prof. Dr. Dieter Vaitl

Herausgeber der Reihe:

Prof. Dr. Dietmar Schulte, Prof. Dr. Klaus Grawe,

Prof. Dr. Kurt Hahlweg, Prof. Dr. Dieter Vaitl

Ratgeber Bluthochdruck

Informationen für Betroffene und Angehörige

von

Dieter Vaitl

Hogrefe

Göttingen · Bern · Toronto · Seattle · Oxford · Prag

Prof. Dr. phil. Dieter Vaitl, geb. 1940. 1960-1963 Studium der Philosophie in Rom und 1964-1967 Studium der Psychologie in Freiburg. 1971 Promotion. Anschließend Tätigkeit als Wissenschaftlicher Assistent an der Universitäts-Kinderklinik in Freiburg und am Psychologischen Institut der Universität Münster. Seit 1976 Inhaber des Lehrstuhls für Klinische Psychologie und seit 1988 geschäftsführender Direktor des Instituts für Psychobiologie und Verhaltensmedizin an der Universität Gießen. Außerdem seit 1988 Leiter des Ausbildungsgangs für Psychologische Psychotherapie, und seit 2000 Direktor des Bender Institute of Neuroimaging (B.I.O.N.) der Universität Gießen.

Bibliografische Information Der Deutschen Bibliothek

Die Deutsche Bibliothek verzeichnet diese Publikation in der Deutschen Nationalbibliografie; detaillierte bibliografische Daten sind im Internet über http://dnb.ddb.de abrufbar.

Göttingen · Bern · Toronto · Seattle · Oxford · Prag
Rohnsweg 25, 37085 Göttingen

http://www.hogrefe.de
Aktuelle Informationen · Weitere Titel zum Thema · Ergänzende Materialien

---

Satz: Grafik-Design Fischer, 99425 Weimar
Gesamtherstellung: AZ Druck und Datentechnik GmbH, 87437 Kempten
Printed in Germany
Auf säurefreiem Papier gedruckt

ISBN 3-8017-1832-8

Inhaltsverzeichnis

Vorwort

Vielleicht hat Ihnen ihr Arzt nach einer Untersuchung gesagt, dass Sie unter hohem Blutdruck leiden – oder Sie wussten es vorher schon. Viele Menschen reagieren darauf mit Besorgnis, ja sogar Angst, und fragen sich, welche Konsequenzen sich daraus ergeben. Diese Diagnose kam für Sie womöglich umso überraschender, als Sie niemals vorher unter hohem Blutdruck „gelitten" haben. Ein hoher Blutdruck macht nämlich in der Regel keine Beschwerden. Würde er uns drangsalieren, wie dies andere Erkrankungen tun, hätten wir ihn sicherlich eher entdeckt und etwas dagegen getan.

Die Irritation, die von dieser Diagnose ausgeht, ist bei den meisten Patienten umso heftiger, je dramatischer die Folgen geschildert werden, die ein hoher Blutdruck, wenn er nicht behandelt wird, haben kann. Hoher Blutdruck schädigt Herz und Gefäße direkt und führt zu Herzinfarkt, Schlaganfall und Nierenversagen. Dies sind ernstzunehmende Erkrankungen, gegen die schon sehr früh etwas unternommen werden muss. Sie entstehen nicht von heute auf morgen, sondern haben eine lange Vorgeschichte. Hier gilt, wie bei vielen anderen Erkrankungen, die Devise: Vorbeugen ist besser als Heilen. Um aus der „Gefahrenzone" herauszukommen, muss der zu hohe Blutdruck unter Kontrolle gebracht werden.

Es gibt zahlreiche Medikamente, mit denen sich der hohe Blutdruck senken lässt. Nicht immer aber werden diese Medikamente regelmäßig eingenommen. Hinzu kommt noch, dass der hohe Blutdruck in der Arzt-Praxis nicht immer ausreichend gewürdigt wird; denn er erzeugt keinen Leidensdruck. Vielleicht haben Sie auch die lästige Erfahrung machen müssen, dass Sie für die Kontrolle Ihres Blutdruck lange warten mussten, nur eine einzige Blutdruckmessung durchgeführt wurde und oft keine Zeit für ein Gespräch mit Ihrem Arzt blieb. Sie haben zwar noch einige gut gemeinte Ratschläge mit auf den Weg bekommen, wie beispielsweise abzunehmen, weniger zu trinken und sich mehr zu bewegen. Wie Sie dies alles aber schaffen sollen, wird nicht erklärt.

Hier möchte Ihnen dieser Ratgeber Hilfestellung bieten. Kurzgefasst erhalten Sie Informationen darüber, wie Bluthochdruck entsteht und was Sie selbst dagegen tun können. Es gibt verschiedene Hebel, die Sie ansetzen können. Darin besteht die große Chance für Sie: Auf verschiedenen Wegen können Sie ans Ziel kommen, je nach dem, welcher Weg Ihnen am gangbarsten erscheint. Sie werden auch erfahren, wie Sie selber überprüfen können, ob und wie gut Sie sich Ihrem gesteckten Ziel nähern. Nicht verschweigen möchte ich, dass der Weg dorthin lang sein kann, und sich ab und zu Mutlosigkeit einstellt; denn oft lässt sich der Blutdruck nur durch Umstellung der Lebensweise senken. Und das fällt jedem Menschen schwer! In diesem Fall wäre es sehr gut, wenn auch Ihre Angehörigen einen Blick in diesen Ratgeber werfen würden, um zu wissen, wie sie Sie in Ihrem Bemühen, den Blutdruck zu senken, unterstützen können.

Ich wünsche Ihnen und allen, die Ihnen bei dieser nicht leichten Aufgabe zur Seite stehen, viel Erfolg.

Gießen, im März 2004 *D. Vaitl*

1 „Hypertonie“ – was ist das?

Hypertonie ist die medizinische Bezeichnung für hohen Blutdruck oder Bluthochdruck („hyper“ bedeutet im Griechischen „darüber hinaus“ und das aus dem Lateinischen stammende Wort „tonus“ bedeutet „Spannung“). Blutdruck ist der in den Schlagadern herrschende Druck, den das Blut auf die Gefäßwände ausübt. Der Blutkreislauf ist ein lebenswichtiger Vorgang. Er versorgt alle Organe (z. B. Herz, Gehirn, Nieren, Leber) und Gewebe (z. B. Muskulatur, Haut) unseres Körpers mit Sauerstoff und hilft, Schlackenstoffe abzutransportieren. Er muss daher alle Teile des Körpers erreichen. Dies gelingt nur, wenn das Blut mit einer bestimmten Kraft durch den Körper gepumpt wird. Unser Herz ist dabei der Pumpmotor. Mit einem regelmäßigen Rhythmus von etwa 60 bis 80 Schlägen pro Minute pumpt es das Blut zunächst in die Schlagadern (Arterien) und dann weiter bis in die feinsten Blutgefäße (Kapillaren). Von diesen Zielorten, in denen der Sauerstoff verbraucht wird, fließt das Blut wieder über die Venen zurück zum Herzen und zur Lunge. In der Lunge wird es wieder mit Sauerstoff angereichert. Dies ist ein normaler, lebenswichtiger Kreislauf.

Warum aber muss eine Hypertonie behandelt werden? Die Antwort ist einfach: Der Druck in den großen und kleinen Adern ist zu hoch. Wird aber nicht, so könnten Sie fragen, der Körper besser mit Sauerstoff versorgt, wenn der Druck hoch ist? Dies ist richtig. Aber wie sooft im Leben, kann ein „Zuviel“ schädlich sein. Um dies zu verstehen, müssen wir zunächst wissen, wie der Blutdruck zu Stande kommt und wie er sich verhält.

1.1 Der Blutdruck

Bei jedem Herzschlag zieht sich das Herz zusammen (Systole) und pumpt das Blut in den Blutkreislauf. Anschließend dehnt sich das Herz aus (Diastole) und füllt sich dabei mit Blut, das beim nächsten Herzschlag wieder ausgeworfen wird. Das Blut fließt dann vom Herzen durch die sich verzweigenden Schlagadern in die Organe und Gewebe (Abbildung 1). Dort werden die Blutgefäße so fein, dass das Blut nur fließen kann, wenn es mit

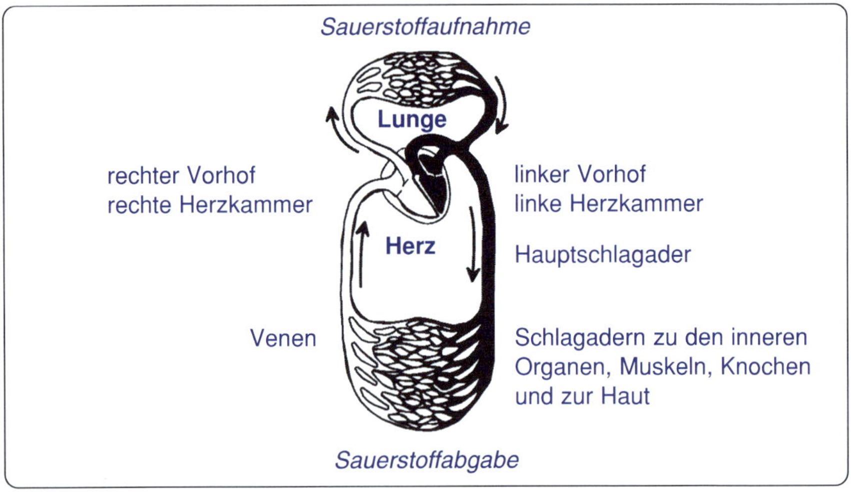

Abbildung 1: Weg des Blutes durch den Körper

einem bestimmten Druck durchgepresst wird. Daher muss in den Schlagadern ständig ein Blutdruck vorhanden sein, auch dann, wenn sich das Herz entspannt (Diastole) und sich wieder mit Blut füllt. Weil die Schlagadern sehr elastisch sind, nehmen sie sehr viel Blut während der Systole des Herzens auf und geben es während der Diastole langsam an Organe und Gewebe ab. Insofern fällt der Druck in den Schlagadern während der Diastole nie auf Null ab, sondern behält einen bestimmten Druck (= diastolischer Druck) bei. Auf diese Weise kommt es nie zu einem vollständigen Blutdruckabfall. Bei jedem Herzschlag steigt der Blutdruck pulsartig an. Sie können diesen Puls an verschiedenen Stellen Ihres Körpers, z. B. am Handgelenk oder an der Halsschlagader, fühlen (vgl. Abbildung 2).

Sie werden feststellen, dass der Blutdruck nicht immer gleich bleibt, sondern sich im Laufe des Tages oder während der Nacht verändert. Dies ist ganz normal. Die niedrigsten Blutdruckwerte finden sich z. B. im Liegen, in Ruhe und bei fehlender körperlicher Belastung.

Die höchsten Blutdruckwerte treten z. B. bei körperlicher Anstrengung, bei Aufregung und andauernder Anspannung auf. Diese Blutdruckschwankungen sind etwas ganz Natürliches. Sobald die Anstrengung und die Aufregung vorbei sind, sinken die Blutdruckwerte rasch wieder ab.

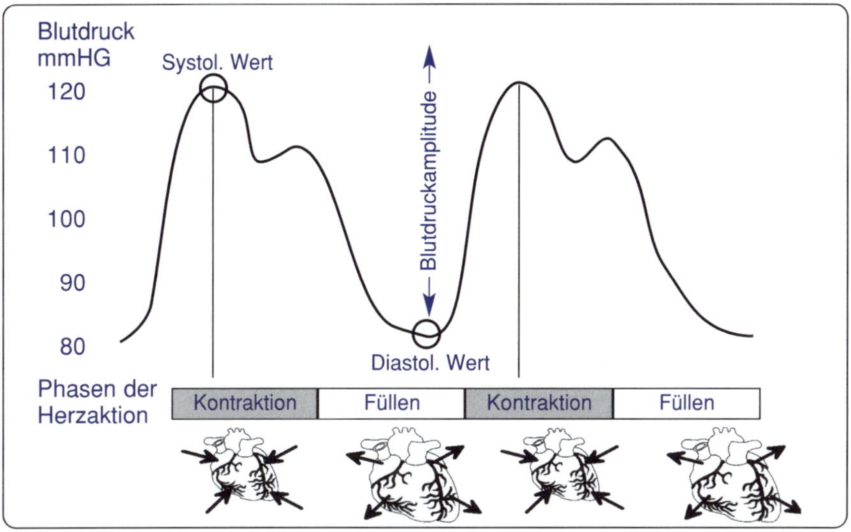

Abbildung 2: Blutdruckwerte (systolisch, diastolisch) während der Kontraktion und Erschlaffung (Füllung) des Herzens

1.2 Wann ist ein Blutdruck zu hoch?

Bei der Beurteilung, ob ein Blutdruck normal oder zu hoch ist, wird der Blutdruck betrachtet, der in Ruhe nach wenigen Minuten Sitzen gemessen wird. Es gibt bei der Blutdruckmessung einen oberen und einen unteren Wert. Mit jedem Herzschlag wird das Blut in den Gefäßen des Körpers vorangetrieben. In der Pumpphase des Herzens, d. h. der Systole, zieht sich das Herz zusammen und wirft Blut in die große Hauptschlagader aus. Der Blutdruck in den großen Arterien steigt und erreicht seinen höchsten Wert, den so genannten systolischen Blutdruck (oberer Wert). Der Blutdruck würde das Quecksilber in der Millimeterskala bis höchstens 140 Millimeter hochdrücken. Man spricht daher von 140 mmHg, d. h. 140 Millimeter Quecksilbersäule (Hg ist das chemische Symbol für Quecksilber). In der darauf folgenden Phase der Erschlaffung des Herzens, der Diastole, fällt der Druck im Herzen und in den Schlagadern ab. Der Blutdruck erreicht seinen Tiefstwert, den diastolischen Blutdruck. Im Normalfall sinkt das Quecksilber unter 90 mmHg. Durch das ständige Pumpen und Erschlaffen des Herzens entsteht der Wechsel zwischen dem systolischen und diastolischen Blutdruck.

Der normale Blutdruck steigt mit zunehmendem Alter. Nach einer einfachen Regel gilt als obere Grenze des systolischen Blutdrucks der Wert:

100 + Alter

Die Obergrenze des hormalen diastolischen Blutdrucks ist für alle Altersgruppen:

90 mmHg

Der Bereich von 140/90 mmHg bis 160/95 gilt als grenzwertiger, leichter Hochdruck. Werte über 190/110 gelten als schwerer Bluthochdruck.

Tabelle 1: Stufen der Hypertonie[1]

		Blutdruck (mmHg) diastolisch		systolisch
Normotonie	optimal	< 80	und	< 120
	normal	< 85	und	< 130
	leicht erhöht	85–89	und/oder	130–139
Hypertonie	Grenzwert-Hypertonie	90–95	und/oder	140–160
	Milde Hypertonie	90–105	und/oder	140–180
	Mittelschwere und schwere Hypertonie	> 105	und/oder	> 180
Sonderformen	Isolierte systolische Hypertonie	< 90	und	> 140

[1] Modifiziert nach WHO (1996) und Einteilung der Deutschen Hochdruck-Liga

Der Normalwert für den Blutdruck liegt bei 120/80 mmHg. Er sollte unter Ruhebedingungen in der Regel 140/90 mmHg nicht überschreiten!

Sollte Ihr Blutdruck einmalig oder gelegentlich über diese Grenze hinaus gehen, bedeutet dies noch nicht, dass eine Hochdruckkrankheit vorliegt. Die großen Schwankungsbreiten des Blutdrucks, z. B. im Laufe des Tages oder während der Nacht, machen es sehr schwer, den durchschnittlichen Blutdruck zu bestimmen. Und nur auf den kommt es hauptsächlich an. So kann es unter Umständen nötig sein, den Blutdruck an mehreren Tagen, in verschiedenen Körperlagen und in kürzeren Abständen über den Tag verteilt zu messen. Nur so kann entschieden werden, ob Ihr Blutdruck innerhalb normaler Grenzen schwankt.

Sollte Ihr Blutdruck bei wiederholter Messung stets auf oder über 140/90 mmHg liegen, ist dies ein Zeichen, dass gegen den erhöhten Blutdruck etwas unternommen werden muss.

1.3 Welchen Schaden richtet ein zu hoher Blutdruck an?

„Je leiser der Flug, umso gefährlicher der Raubvogel“ (Graham Green). Das Heimtückische am zu hohen Blutdruck ist, dass er keine Beschwerden macht. Man fühlt sich eher unwohl, wenn er zu niedrig ist. Ist er aber zu hoch, bleibt dies meist unerkannt. Im Körper aber richtet er an verschiedenen Stellen großen Schaden an. Hoher Blutdruck ist eine der häufigsten Ursachen von Invalidität und Tod. Hypertonie ist genau genommen keine Krankheit, sondern ein Risiko, und zwar ein *stummes Risiko*.

Je höher der Blutdruck ist, umso mehr muss das Herz arbeiten, um die Organe und Gewebe mit Blut zu versorgen. Dauert dieser Zustand lange Zeit an, verdickt sich die Wand der linken Herzkammer. Die Blutzufuhr zum Herzen reicht dann kaum aus, um den Herzmuskel mit Nährstoffen zu versorgen. Herzmuskelschwäche und Herzversagen sind die Folgen davon. Hoher Blutdruck ist außerdem einer der wichtigsten Risikofaktoren für die Entstehung der Gefäßverkalkung (Arteriosklerose). Folgen dieser Erkrankung sind der Herzinfarkt, der Schlaganfall und das Nierenversagen.

Je höher die Blutdruckwerte sind und je länger eine Hypertonie besteht, umso größer ist das Risiko, diese Erkrankungen zu bekommen oder an ihnen zu sterben. Man schätzt, dass ein bis zwei Drittel der Patienten, deren Hypertonie unbehandelt blieb, an einer Herzerkrankung verstorben sind,

15 bis 40 % an einem Schlaganfall, 4 bis 15 % an Nierenversagen und der Rest an einer Erkrankung, die als Komplikation hinzugetreten war.

Alle Sterblichkeitsstatistiken kommen zu dem erschreckenden Ergebnis, dass sich die Lebenserwartung umso stärker verringert, je höher der Blutdruck ist.

1.4 Wer hat zu hohen Blutdruck?

Hypertonie kommt relativ häufig vor. In Deutschland haben etwa 12 bis 15 % der Erwachsenen einen zu hohen Blutdruck. Man weiß auch, dass der Blutdruck mit dem Alter ansteigt. Ab dem 50. Lebensjahr haben 55 % der Männer und 60 % der Frauen einen Bluthochdruck – und tragen somit einen stummen Risikofaktor in sich. Hier noch einige Zahlen, die die Brisanz der Situation verdeutlichen: Viele Erwachsene wissen nicht, dass sie einen zu hohen Blutdruck haben; bei den Männern sind dies 38 %, bei den Frauen 16 %. Selbst wenn bekannt ist, dass sie eine Hypertonie haben, werden sie nur unzureichend behandelt oder gar nicht behandelt (40 % der Männer und 42 % der Frauen!).
Die Hypertonie beginnt meistens zwischen dem 3. und 6. Lebensjahrzehnt, manchmal auch schon in früher Jugend.

1.5 Wie entwickelt sich zu hoher Blutdruck weiter?

Da der hohe Blutdruck gewöhnlich keine charakteristischen Beschwerden macht, gibt es auch keine Warnzeichen für einen Hochdruck. Beginnt der Blutdruck in einem bestimmten Lebensalter zu steigen, nimmt er in der Regel immer weiter zu, wenn nichts dagegen unternommen wird. Wie rasch sich daraus allerdings eine Hypertonie entwickelt, ist von Person zu Person verschieden. Je länger jemand im Laufe seines Lebens einen normalen Blutdruck hat, umso unwahrscheinlicher wird es, dass er in späteren Jahren eine Hypertonie bekommt. Nur etwa 10 % der Personen, die über Jahrzehnte hin einen normalen Blutdruck hatten, zeigen im Alter Blutdruckanstiege, die als hyperton gelten.

Häufig wird ein hoher Blutdruck zufällig entdeckt. Der einzige sichere Weg, einen Hochdruck frühzeitig zu erkennen, ist, den Blutdruck regelmäßig, z. B. einmal im Jahr, messen zu lassen.

2 Wie entsteht hoher Blutdruck?

Der Bluthochdruck hat verschiedene Ursachen. Dauernd erhöhter Blutdruck ist ein Symptom, das bei einer Reihe von Krankheiten auftreten kann. Eine sorgfältige ärztliche Untersuchung findet in den meisten Fällen die Ursachen dieser Erkrankungen. Dabei kann es sich um verschiedene Nierenerkrankungen, Störungen im Hormonhaushalt, Missbildungen der Hauptschlagader oder andere Erkrankungen handeln. Aber auch Medikamente, wie die „Pille", Magentabletten, Appetitzügler, aber auch Nasentropfen und Lakritze können zu Bluthochdruck führen. Wir sprechen von einer *sekundären* Hypertonie, weil sie die Folge einer Grunderkrankung ist. In all diesen Fällen ist eine eingehende medizinische Untersuchung erforderlich, um Art und Schweregrad der Grunderkrankung festzustellen, die für den hohen Blutdruck verantwortlich ist.

Bei der überwiegenden Zahl der Patienten aber lassen sich keine unmittelbaren Ursachen feststellen. Bei diesen Fällen handelt es sich um eine *primäre* Hypertonie (gelegentlich findet sich hierfür auch der Begriff essenzielle Hypertonie). Im Vergleich zur sekundären Hypertonie kommt die primäre Hypertonie weitaus häufiger vor.

Neun von zehn Patienten mit Bluthochdruck haben keine bestimmte Organerkrankung, die für den Anstieg des Blutdrucks verantwortlich wäre: Sie haben eine primäre Hypertonie.

2.1 Welches sind die Ursachen für die häufige primäre Hypertonie?

Man weiß heute, dass es für diese Form des Bluthochdrucks nicht nur eine, sondern mehrere Ursachen gibt, die den Blutdruck erhöhen oder ihn, wenn er einmal erhöht ist, nicht mehr auf sein normales Niveau zurückkehren lassen.

Regelkreismodell

Wir müssen uns die Ursache der Blutdruckerhöhung als Störung eines Regelkreises vorstellen. Diese Störung können wir besser verstehen, wenn wir sie beispielsweise mit dem Regelkreis unserer Zentralheizung vergleichen: Wenn trotz Einstellung einer Temperatur auf dem Zimmer-Thermostat auf 21 °C die Zimmertemperatur 28 °C beträgt, liegt der Fehler im Regelsystem zwischen Thermostat und Heizung. Man nimmt heute an, dass bei den meisten Bluthochdruckpatienten eine vergleichbare Regelstörung vorliegt.

Primäre Hypertonie entsteht durch das Zusammenwirken von mehreren Risikofaktoren. Man unterteilt sie in unvermeidbare und beeinflussbare Risikofaktoren.

2.1.1 Unvermeidbare Risikofaktoren

Hierzu zählen das Alter, das Geschlecht und die familiäre Belastung.

Alter: Mit zunehmendem Alter steigt der Blutdruck an. Der systolische Blutdruck nimmt von der Kindheit bis ins siebte oder achte Lebensjahrzehnt zu. Die altersbedingten Zunahmen des diastolischen Blutdrucks fallen geringer aus und enden etwa im fünften oder sechsten Lebensjahrzehnt. Wenn bereits in der Kindheit oder Jugendzeit die Blutdruckwerte erhöht waren, besteht die Gefahr, dass sie im Laufe des Lebens noch weiter ansteigen.

Geschlecht: Männer haben zu Beginn der Adoleszenz sowohl höhere systolische als auch diastolische Blutdruckwerte als Frauen. Nach der Menopause allerdings können die Blutdruckwerte der Frauen die der Männer übersteigen und sogar in hypertone Bereiche hochklettern.

Familiäre Belastung: Das Risiko, einen Bluthochdruck zu bekommen, verdoppelt sich, wenn nur ein Verwandter ersten Grades Bluthochdruck hat, es vervierfacht sich, wenn beide Elternteile unter Bluthochdruck leiden.

Obwohl diese Risikofaktoren unvermeidlich sind, bedeutet das aber für Sie nicht, dass Sie keine Chance mehr haben, etwas gegen den eigenen hohen Blutdruck zu unternehmen. Ihre Chance liegt in den vermeidbaren, d. h. in den beeinflussbaren Risikofaktoren.

2.1.2 Beeinflussbare Risikofaktoren

Es gibt zahlreiche Risikofaktoren für eine Hypertonie, die eng mit der Lebensweise zusammenhängen. Die bekanntesten und mittlerweile gut erforschten sind folgende:

Übergewicht: Wir wissen heute, dass etwa zwei Drittel der Hypertoniker an Übergewicht leiden. Natürlich gibt es auch übergewichtige Menschen, die keine Hypertonie haben. Ob sich bei Übergewichtigen eine Hypertonie entwickelt, dürfte größtenteils von der familiären Belastung mit Hochdruck abhängen.

Salzkonsum: Obwohl noch nicht eindeutig bewiesen ist, dass erhöhter Salzkonsum zu Bluthochdruck führt, gilt jedoch als gesichert, dass eine Einschränkung des Salzkonsums den Blutdruck senkt.

Alkoholkonsum: Mit zunehmendem Alkoholkonsum steigt der Blutdruck an und damit auch die Anzahl an Hypertonikern in der Gesellschaft. Den Zusammenhang zwischen Alkoholkonsum pro Tag und die Zunahme des systolischen und diastolischen Blutdrucks verdeutlicht Abbildung 3. Liegt der Alkoholkonsum regelmäßig über 30 g Alkohol, steigt der Blutdruck um 1 bis 2 mmHg pro 10 g Alkohol. Alkoholkonsum von mehr als 30 g pro Tag gilt daher neben dem Übergewicht als zweitwichtigster Risikofaktor für die Hypertonie.

Körperliche Aktivität: Personen, die körperlich aktiv und fit sind, haben seltener Bluthochdruck als Gleichaltrige, die sich körperlich nur wenig betätigen. Dies gilt sowohl für Männer als auch für Frauen sowie für alle Altersgruppen.

Orale Kontrazeptiva („Pille“): Sie können den Blutdruck erhöhen und zu Hypertonie führen, allerdings nicht bei allen Frauen. Hypertonie wurde nur

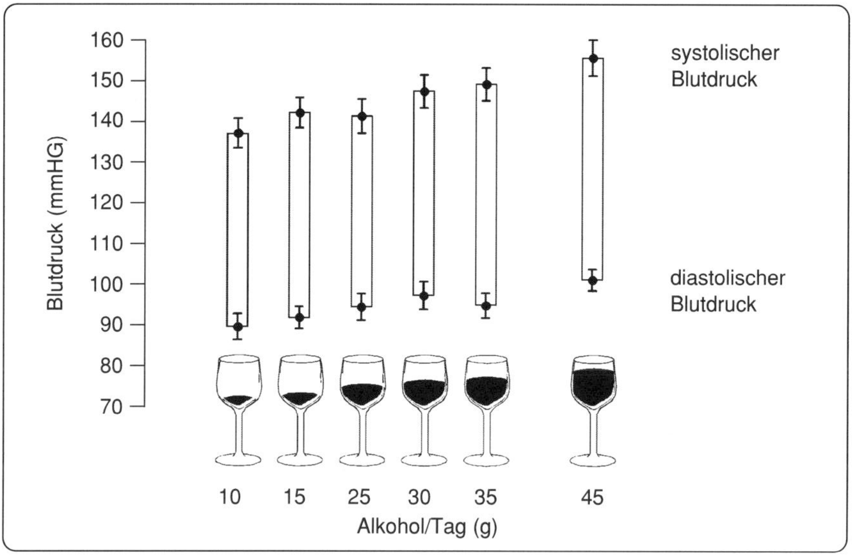

Abbildung 3: Blutdruck bei erhöhtem Alkoholkonsum (nach Klaus & Gleichmann, 1998)

dann 2- bis 3-mal häufiger bei ihnen angetroffen, wenn sie ein höheres Lebensalter hatten und außerdem noch übergewichtig waren.

Stress: Stress ist eine Alarmreaktion unseres Körpers, wenn Überbelastung droht. Die Hauptursachen von Stress können sein: berufliche Überarbeitung, Ärger und permanente Streitereien, übersteigertes Wettbewerbsdenken, Rastlosigkeit, psychischer Druck. Sie erhöhen allein oder in Kombination den Blutdruck, sowohl kurz- als auch langfristig.

Zusätzliche Risikofaktoren für Herz-Kreislauf-Erkrankungen: Die bekannten und gut untersuchten Risikofaktoren für Herz-Kreislauf-Erkrankungen sind neben dem Bluthochdruck das Rauchen, die Erhöhung der Blutfette (Hypercholesterinämie) und des Blutzuckers (Diabetes mellitus) sowie das schon erwähnte Übergewicht und der Bewegungsmangel. Neue Behandlungsstudien an Hunderten von Patienten haben gezeigt, dass eine Verringerung dieser Risikofaktoren zu einem deutlichen Rückgang der hochdruckbedingten Gefäß- und Organkomplikationen führt.

2.1.3 Warum geht hoher Blutdruck nicht von allein weg?

Primäre Hypertonie entsteht und entwickelt sich weiter, wenn die geschilderten unvermeidbaren und vermeidbaren Risikofaktoren zusammentreffen. Gefährlich ist, dass das Risiko schnell überproportional zunimmt, sobald mehrere Risikofaktoren zusammenkommen.

Es gibt keine wissenschaftliche Untersuchung, die gezeigt hätte, dass eine primäre Hypertonie spontan verschwindet, es sei denn, es werden die Risikofaktoren reduziert. Je besser es gelingt, die vermeidbaren Risikofaktoren einzuschränken, umso größer sind auch die Blutdrucksenkungen. Außerdem nimmt der Blutdruck umso stärker ab, je mehr Risikofaktoren unter Kontrolle gebracht werden.

3 Was kann man dagegen tun?

3.1 Medikamentöse Behandlung

Blutdrucksenkende Medikamente (Antihypertonika) – es gibt derzeit 55 Einzelsubstanzen und etwa 200 Einzel- und Kombinationspräparate! – werden weltweit und mit Erfolg eingesetzt. Sie sind im Allgemeinen gut verträglich. Dennoch sind Nebenwirkungen nicht ganz zu vermeiden. Ein starres Behandlungsschema gibt es nicht. Der Arzt wird versuchen, das Behandlungsschema auf Sie persönlich abzustellen. Es besteht heute kein Zweifel, dass bei konsequenter Behandlung das Risiko für Herz-Kreislauf-Erkrankungen, Schlaganfälle und Niereninsuffizienz abnimmt. Ihre blutdrucksenkende Wirkung entfalten diese Medikamente aber nur dann, wenn sie andauernd eingenommen werden (d. h. Langzeittherapie).

Ihre Wirkungen und Nebenwirkungen sind im Arbeitsblatt 1 (vgl. Anhang, S. 46) dargestellt.

Bei allen blutdrucksenkenden Medikamenten können vorübergehend Nebenwirkungen auftreten. Sie sind auf den Beipackzetteln aufgeführt. Natürlich müssen sie nicht auftreten, auch werden Sie sicherlich nicht alle Nebenwirkungen verspüren; denn sie können von Medikament zu Medikament und von Patient zu Patient sehr unterschiedlich sein.

Heute gilt, dass die Vorteile eines medikamentös gut eingestellten Blutdrucks weitaus größer sind als die vorübergehenden Nachteile auf Grund der Nebenwirkungen.

3.2 Mein eigener Beitrag zur Senkung des hohen Blutdrucks

3.2.1 Die Blutdruck-Selbstmessung

Einmalige oder gelegentliche Blutdruckmessungen sagen über den tatsächlichen Blutdruck nur wenig aus. Die ungewohnte Situation beispielsweise in der Arzt-Praxis, die ärztlichen Maßnahmen, das Sprechen über Gesundheit und Krankheit – sie alle treiben den Blutdruck nach oben.

Die Selbstmessung des Blutdrucks ist das unverzichtbare Kernstück in der Diagnostik und Behandlung des hohen Blutdrucks.

Die Vorteile der Blutdruck-Selbstmessung sind:

Sie gibt Auskunft darüber, wie sich Ihr Blutdruck im Laufe des Tages verhält. Bei manchen Menschen liegen die höchsten Tageswerte am Nachmittag, bei anderen wiederum am Abend.
Sie bekommen Information darüber, wie sich seelische und körperliche Belastungen auf Ihren Blutdruck auswirken.
Wenn Sie versuchen, durch Änderungen z. B. Ihrer Lebensgewohnheiten (Essen, Trinken, körperliches Training) ihren Blutdruck zu senken, können Sie dies nur feststellen, wenn Sie Ihren Blutdruck über längere Zeit hin selbst messen.
Wer seinen Blutdruck selbst misst, sieht den Erfolg der Behandlung und der eigenen Bemühungen und ist damit ein aktiver Partner bei der Kontrolle des Blutdrucks.

Die Methode der Blutdruck-Selbstmessung ist in der Regel rasch und ohne große Schwierigkeiten zu erlernen. Alle Menschen, die in der Lage sind, tiefe Geräusche zu hören und gleichzeitig Millimeter-Werte abzulesen, werden die Blutdruck-Selbstmessung in kürzester Zeit beherrschen. Wer das nicht kann, sollte mit seinem Therapeuten andere Möglichkeiten besprechen

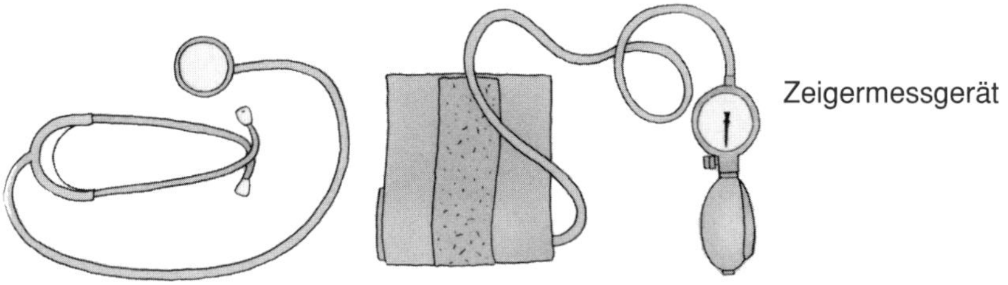

Abbildung 4: Utensilien für die Blutdruck-Selbstmessung

(z. B. Verwendung von elektronischen Messgeräten, die die Blutdruckwerte ausdrucken).

Für die Blutdruck-Selbstmessung benötigen Sie ein handelsübliches Blutdruckmessgerät. Es besteht aus einer aufblasbaren Gummimanschette, einem Druckmessgerät (Manometer) mit Schraubventil und einem Hörrohr (Stethoskop), das häufig schon in die Manschette eingebaut ist. Statt des Quecksilbermanometers hat sich heute für die Selbstmessung das handliche runde Zeigermessgerät bewährt. Bei neueren Verfahren der Blutdruckmessung entfällt Stethoskop bzw. Mikrofon. Elektronisch werden Schwingungen (Oszillationen), die zwischen systolischem und diastolischem Blutdruck auftreten, aufgenommen und ausgewertet. Diese Messungen können am Oberarm, aber auch am Handgelenk durchgeführt werden. Die heute sehr verbreitete Messung am Handgelenk ist oft weniger genau als die Messung am Oberarm. Die Deutsche Hochdruckliga empfiehlt nach wie vor Oberarm-Messgeräte.

Ob der Typus Ihres Blutdruckmessgerätes auch zuverlässig misst und einer klinischen Prüfung unterzogen worden ist, erfahren Sie über das Servicetelefon der Deutschen Hochdruckliga. Geräte dürfen nur mit einem CE-Zeichen in den Handel gebracht werden.

Beachten Sie hierzu auch die **Adressen** im Anhang, Seite 44.

Die Messung mit der Armmanschette: Pumpen Sie die Manschette über den zu erwartenden Blutdruck hinaus um 40 mmHg auf und lassen dann den Manschettendruck langsam (2 mmHg pro Sekunde) ab, so hören Sie in der Ellbeuge mit dem Stethoskop vorübergehend Geräusche. Beim Auftreten des ersten Geräuschs wird der systolische (oberer Wert) Blutdruck, beim Verschwinden der diastolische (unterer Wert) Blutdruck auf dem Manometer abgelesen. Dies bedarf einer gewissen Übung, doch wird es Ihnen nach einigen Versuchen mühelos gelingen.

Unabhängig vom Gerätetyp hängt die Güte der Blutdruckmessung von der Wahl der richtigen Manschette ab und davon, wie sie am Oberarm oder am Handgelenk platziert ist.

Die Manschette

Die Manschette, die aus einer Stofftasche und einem aufblasbaren Gummiteil besteht, muss so gewählt sein, dass der Manschettendruck in einem breiten Bereich auf die in den Weichteilen verlaufenden Arterien übertragen wird. Sind die Oberarme zu dick und die Manschette zu schmal, erreicht der Druckkeil kaum die erforderliche Eindringtiefe. Der Druck in der Manschette müsste folglich viel höher sein als der Druck in der Arterie, um die gewünschte Kompression zu erzielen. So wird mit einer zu schmalen, ebenso wie mit einer zu locker angelegten Manschette ein zu hoher Druck gemessen. Ist die Manschette dagegen zu breit, sind die Geräusche schlechter zu hören. Es wird daher empfohlen, eine Manschettenbreite zu wählen, die etwa 40 % des Oberarmumfangs entspricht. Der aufblasbare Gummiteil sollte mindestens 80 % des Oberarms umschließen.
Da nicht immer alle Manschettenbreiten zur Verfügung stehen, reicht es aus, drei Typen zur Verfügung zu haben:

Armumfang	Manschettengröße	Personen
15 bis 22 cm	klein: 9 x 16	für Kinder, schlanke Personen
22 bis 32 cm	mittel: 12 x 23	für Erwachsene
32 bis 42 cm	groß: 15 x 30	für Personen mit starken Oberarmmuskeln und Adipöse

Vergleichsmessungen mit direkten, invasiven Blutdruckmessmethoden haben ergeben, dass mit einer Standardmanschette mit einem aufblasbaren Gummiteil von 12 x 23 cm bei Oberarmumfängen zwischen 24 bis 36 cm der Blutdruck indirekt bis auf ± 5 % genau gemessen werden kann.

Körperhaltung/Armposition

Die Ellenbeuge sollte sich, unabhängig von der Körperposition, stets in Herzhöhe (etwa Brustwarze) befinden. Entspannte Lagerung der Hand bzw. Arm.

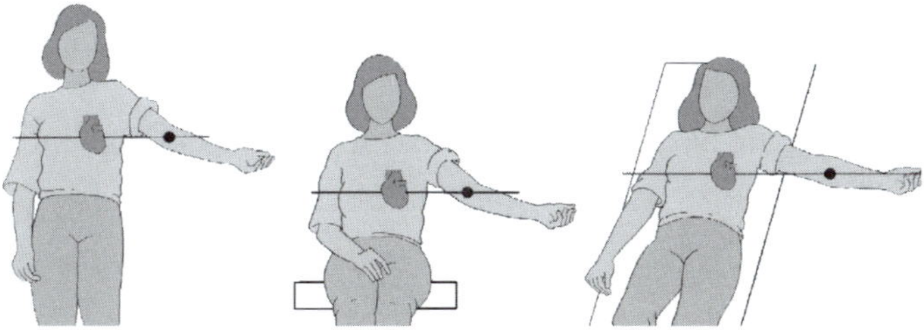

Fehler bei der Blutdruckmessung

Fehler		Ergebnis
Zu wenig Ruhe vor dem Messen, Sprechen beim Messen	→	zu hohe Blutdruckwerte
Manschette zu locker	→	zu hohe Blutdruckwerte
Manschette über der Kleidung	→	unzuverlässige Werte
Mikrofon falsch platziert	→	systolischer Wert zu niedrig, diastolischer Wert zu hoch
Ellenbeuge unter der Herzhöhe	→	zu hohe Blutdruckwerte
Handgelenk bei Blutdruckmessung, am Handgelenk unter Herzhöhe	→	viel zu hohe Blutdruckwerte
Oberarm oberhalb der Manschette durch enge Kleidung eingeschnürt	→	falsche Blutdruckwerte
Manschette zu wenig aufgepumpt	→	falsche Blutdruckwerte
Ablassgeschwindigkeit zu schnell	→	zu niedriger systolischer, zu hoher diastolischer Wert

Sie sollten die Messungen immer zur gleichen Tageszeit und in derselben Körperposition (entweder im Liegen oder im Sitzen) vornehmen. Folgende Tageszeiten haben sich dafür als günstig erwiesen:
- Sofort nach dem Aufwachen in sitzender Position
- Nach der morgendlichen Toilette, aber noch vor dem Frühstück
- Im Laufe des Nachmittags (zwischen 14 und 17 Uhr)
- Unmittelbar vor dem Zubettgehen.

Es genügen drei Blutdruckmessungen im Abstand von einer Minute, um den augenblicklichen Blutdruckwert festzulegen. Bilden Sie aus diesen drei Werten den Mittelwert oder tragen Sie einfach den höchsten Wert in den Protokollbogen ein.

Nutzen Sie dazu das Arbeitsblatt 2 (Blutdruck-Tagebuch) im Anhang, Seite 49.

3.2.2 Änderung der Ernährungsgewohnheiten

Seit langem ist bekannt, dass hoher Blutdruck nicht nur durch Medikamente, sondern auch durch eine Umstellung der Ernährung und des Lebensstils gesenkt werden kann. Die wichtigsten Faktoren, die den hohen Blutdruck senken, sind:
- Abbau des Übergewichts
- Einschränkung der Kochsalzzufuhr
- Mäßiger Alkoholkonsum

3.2.2.1 Abbau des Übergewichts

Der Blutdruck steigt, wenn der Körper an Gewicht zunimmt, er sinkt, wenn das Körpergewicht abnimmt. Es gibt kaum einen Patienten, auf den diese Regel nicht zutrifft. Als Faustregel gilt heute: Jedes Kilogramm weniger an Körpergewicht senkt den Blutdruck systolisch um 2,5 mmHg und diastolisch um 1,5 mmHg.

Das Normalgewicht

Wenn Sie sich entschlossen haben, Ihr Körpergewicht zu senken, müssen Sie wissen, wie viele Kilogramm Sie verlieren müssen, um in den Bereich des Normalgewichts zu kommen. Es gibt zwei Formeln, nach denen Sie dies berechnen können:

Der Broca-Index – einfache Formel

Man nehme die Körpergröße in cm und ziehe davon 100 ab. Sie haben kein Übergewicht, wenn Sie nicht mehr wiegen, als die Zahl, die sich dabei ergibt. Beispiel: Wenn Sie eine Körpergröße von 175 cm haben, sollte Ihr Körpergewicht 75 kg nicht überschreiten.

Was ist das Idealgewicht? Es liegt nach einer Faustregel
- bei Männern 10 % unter dem Normalgewicht,
- bei Frauen 15 % unter dem Normalgewicht.

Das Erreichen des Normalgewichts genügt völlig, um den Blutdruck zu senken!

Der Body-Mass-Index (BMI) – etwas kompliziertere Formel

Er wird verwendet, um das Ausmaß an Fettleibigkeit (Adipositas) zu bestimmen. Er setzt das Körpergewicht und die Körpergröße in m^2 zueinander in Beziehung und wird nach folgender Formel berechnet:

$$\text{BMI} = \frac{\text{Körpergewicht in Kilogramm}}{(\text{Körpergröße in Metern})^2}$$

Beispiel:
Eine Frau von 1,70 Meter wiegt 65 Kilogramm

$$\text{BMI} = \frac{65}{(1{,}7 \times 1{,}7)} = 22{,}5$$

Obwohl der BMI vom Alter und Geschlecht abhängt, kann dennoch mit hinreichender Genauigkeit davon ausgegangen werden, dass ein BMI zwischen 20 und 25 kg/m^2 normal ist. Die Gewichtsklassen werden folgendermaßen eingeteilt:

Einteilung	BMI (kg/m²)
Untergewicht	< 18,5
Normalgewicht	18,5–24,9
Übergewicht	25,0–29,9
Adipositas	≥ 30,0
Grad I	30,0–34,9
Grad II	35,0–39,9
Grad III	≥ 40,0

Kontrolle der Kalorienzufuhr

Übergewicht geht meist darauf zurück, dass zuviel gegessen wird oder wurde. Die unverbrauchte Energie (Kalorien) wird in Form von Fett abgelagert. Dies sind normale körperliche Vorgänge, deren Wirkung einfach berechnet werden kann. Es besteht nämlich ein Verhältnis zwischen täglichem Energiebedarf und Kalorienzufuhr. Übersteigt die Kalorienzufuhr durch zu reichhaltige Nahrung den Energiebedarf, nimmt man zu, und umgekehrt: Übersteigt der Energiebedarf die Kalorienzufuhr, nimmt man ab.

Dies wird in der folgenden Tabelle einmal vorgerechnet:

Täglicher Kalorienbedarf? Ein einfaches Punktesystem

Bilden Sie das Produkt aus diesen Faktoren (Geschlecht, Tätigkeit, Idealgewicht) und Sie erhalten den Kalorienwert, der nicht überschritten werden sollte!

Geschlecht		Tätigkeit		
7 für Frauen 9 für Männer	x	3 für Ruhen, z. B. Bettlägerigkeit 4 für leichte körperliche Arbeit (z. B. Gehen, Bürotätigkeit) 5 für mittelschwere körperliche Arbeit (Laufen, hauswirtschaftliche Tätigkeit) 6 für Schwerarbeiten (Schleppen)	x Idealgewicht	

Will eine 160 m große Frau nicht zunehmen, darf sie nur 1.785 kcal pro Tag zu sich nehmen, wenn sie eine mittelschwere Arbeit verrichtet (also 7 x 5 x 51).

Ein 1,70 m großer Mann darf dagegen bei gleichschwerer Arbeit 2.835 kcal (9 x 5 x 63) zu sich nehmen. Diese Faustregel gilt allerdings nur für junge Erwachsene. Bis zum 65. Lebensjahr nimmt bei gleicher körperlicher Belastung der Bedarf um etwa 25 % ab.

Nach Anlauf, Hayduck, Philipp & Vaitl, 1986

Wenn Sie übergewichtig sind und einen zu hohen Blutdruck haben, müssen Sie Nährwert-Tabellen zu Rate ziehen, um festzustellen, wie viele Kalorien Sie tatsächlich jeden Tag mit der Nahrung zu sich nehmen. Kalorienarme Kost wie z. B. Gemüse, Obst und mageres gekochtes Fleisch sollte kalorienreichen Nahrungsmitteln wie z. B. Süßigkeiten, Teig- und Backwaren, Fetten und Ölen sowie fetten gebratenen Fleischsorten vorgezogen werden.

Beachten Sie hierzu auch das Arbeitsblatt 3 im Anhang, Seite 50.

Übergewicht geht nur dann zurück, wenn die Kalorienzufuhr drastisch gedrosselt wird, d. h. weit unter dem täglichen Bedarf liegt. Dies ist ein unumstößliches Faktum. So müssten Sie beispielsweise 6.000 bis 7.000 kcal in einer Woche weniger zu sich nehmen, wenn Sie Ihr Körpergewicht um 1 Kilogramm senken wollen. Das bedeutet etwa 1.000 kcal weniger als dem täglichen Bedarf entspricht. Um Ihnen den Weg zum niedrigeren Körpergewicht erleichtern zu helfen, hier einige Empfehlungen zur Ernährungsumstellung (Deutsche Hochdruckliga, 2002):

Empfehlungen zur Ernährungsumstellung und Gewichtsabnahme

- Kalorienreduzierte, ballaststoffreiche, aber vollwertige Mischkost
- Kalorienaufnahme um 600 kcal unter den Tagesbedarf absenken
- Langsame Abnahme des Körpergewichts anstreben (1 bis 2 kg im Monat)
- Obst, Gemüse und Kartoffeln sind Hauptgerichte, Fleisch nur Beilage
- Zucker einsparen, nur mit Süßstoff süßen
- Sichtbares Fett am Fleisch entfernen
- Soßen meiden
- Streichfett auf 20 g pro Tag reduzieren
- Fettsparende Garmethoden einsetzen: Dämpfen, Garen, Grillen
- Fettarme Milchprodukte und Käsesorten verwenden

- Kontrolle des Essverhaltens: langsam und häufig (15mal) kauen
- 5 bis 6 kleine Mahlzeiten am Tag
- Bei Tisch nicht nachnehmen
- 1 Glas Wasser vor dem Essen stillt den Hunger
- Alkohol meiden
- Esstagebuch führen
- Tägliche Gewichtskontrolle

Mahlzeiten in Restaurants und Kantinen sind oft reich an Fett und Kochsalz. Zu empfehlen ist daher: Suppen und Soßen meiden und Fische, gekochtes Fleisch, gegrillte Steaks, Salate und Gemüse, Pellkartoffeln und Reis bevorzugen.

Steigerung des Energiebedarfs

Eine andere Möglichkeit abzunehmen besteht darin, den täglichen Energiebedarf zu steigern, z. B. durch körperliche Bewegung und Arbeit. Wie sparsam aber der Körper bei Muskelarbeit Kalorien verbraucht, ist an folgender Zusammenstellung abzulesen, die Ihnen den Kalorienverbrauch pro 30 Minuten angibt:

Kalorienverbrauch bei 30 Minuten Tätigkeit

	Kalorien
Langsam gehen: 1 km	51
Radfahren: 5 km	84
Schnell gehen: 2,5 km	94
Gymnastik treiben	150
Golf spielen	155
Tanzen: Foxtrott	156
Tischtennis spielen	165
Paddeln: 4 km	204
Tanzen: Rumba	210
Skilanglauf: 2 km	240
Schneeschaufeln	250

Beispiel:
2 Glas Bier (0,4 l) haben einen Brennwert von 112 kcal. Um diese Kalorien wieder zu verbrennen, müssen Sie 2,5 km in 30 Minuten gehen.

3.2.2.2 Salzarme Ernährung

Sie können den Hebel zur Senkung Ihres Blutdrucks noch an einer anderen Stelle ansetzen, nämlich am täglichen Salzkonsum. Verringern Sie die Kochsalzaufnahme um 3 g am Tag, können Sie mit einer Senkung des systolischen Blutdrucks im Durchschnitt von ca. 5 bis 7 mmHg rechnen. Dies geschieht nicht von heute auf morgen, sondern Sie müssen Ihren Kochsalzverzehr über mehrere Wochen hin einschränken. Dabei sinkt, wie schon bei der Gewichtsabnahme, der systolische Blutdruck etwas stärker und der diastolische etwas weniger stark.

Hier einige Zahlen: Unser Körper benötigt in der Regel nicht mehr als 2 bis 3 g Salz pro Tag. Der durchschnittliche Kochsalzverzehr liegt aber – bei üblichen Essgewohnheiten – bei 10 bis 12 g am Tag. Diese großen Kochsalzmengen kommen nicht allein dadurch zusammen, dass zu stark beim Essen gesalzen wird, sondern dass der Salzgehalt von vielen Fertiggerichten, Tiefkühl- und Konservenkost sehr hoch liegt.

Hypertonikern wird empfohlen, ihre tägliche Salzmenge auf

5 bis 6 g am Tag

zu beschränken. Dies Empfehlung gilt ganz besonders für:
- Kinder von hypertonen Eltern, besonders wenn sie übergewichtig sind
- ältere Hypertoniker (die Niere kann oft das zuviel aufgenommene Salz nicht mehr ausscheiden)
- Hypertoniker mit einer Zuckererkrankung (Diabetes mellitus)
- Salzempfindliche Hypertoniker (50 bis 60 % der Hypertoniker sind salzempfindlich!)

Im Arbeitsblatt 4 finden Sie eine Zusammenstellung jener Nahrungsmittel, die auf Grund Ihres Natriumgehalts für Sie zu empfehlen sind und welche Sie unter allen Umständen meiden sollten.

Hinweis: Beim Lesen von Nahrungsmitteltabellen und Angaben (z. B. auf Mineralwasserflaschen), kann es notwendig sein, Natrium in Kochsalz (chemische Verbindung von Natrium und Chlorid) umzurechnen. Der Umrechnungsfaktor ist 2,54 (1 g Natrium ist in 2,54 g Kochsalz enthalten).

Häufig wird die Frage gestellt, ob eine Einschränkung des Kochsalzkonsums nicht zu einem „Salzhunger“ führt. In den ersten Tagen und Wochen mag dies der Fall sein. Bald aber werden in der Folgezeit minder gesalzene Speisen wieder als schmackhaft empfunden und gerne gegessen.

3.2.2.3 Einschränkung des Alkoholkonsums

Sie wissen bereits, dass es einen engen Zusammenhang zwischen Alkoholkonsum und Bluthochdruck gibt. Weniger Alkohol zu sich zu nehmen, zählt zu den Erfolg versprechenden blutdrucksenkenden Maßnahmen. Auch diesen Hebel können Sie ansetzen, um Ihren Blutdruck zu senken. Keine Angst: Sie sollen nicht zum Abstinenzler gemacht werden. Allerdings müssen Sie wissen, wie viel Alkohol Sie zu sich nehmen dürfen.

Der tägliche Alkoholkonsum soll reduziert werden:
- unter 20 g bei Frauen
- unter 30 g bei Männern
- Alkohol soll gelegentlich, nicht aber regelmäßig getrunken werden.

Damit Sie sicher sein können, dass Sie mit ihrem Alkoholkonsum nicht über diesen Werten liegen, muss wiederum ein wenig gerechnet werden.

Alkoholgehalt verschiedener Getränke

Die getrunkene Masse [m(g)] an Alkohol berechnet sich nach folgender Formel:

$$m = g \times V \times V\%$$

m = Masse (g)
g = spezifisches Gewicht des Alkohols = 790
V = Trinkmenge (Liter)
V % = Alkoholgehalt (Vol.-%) vergorener Getränke (ist meistens auf den Flaschen angegeben)

Beispiele:

1 Flasche Bier (0,5 l/0,04 Vol.-%):	m = 790 x 0,50 x 0,04 →	15,80 (g)
1 Flasche Wein (0,75 l/0,12 Vol.-%):	m = 790 x 0,75 x 0,12 →	71,10 (g)
1 Wisky (4 cl/0,40 Vol.-%):	m = 790 x 0,04 x 0,40 →	12,64 (g)

Alkoholgehalt

Biere		Weine		Branntweine/Liköre	
Leichtbier	2 %	Tafelwein	10 %	Cognac	38 %
Weißbier	3 %	Burgunder	12 %	Obstwässer	35–45 %
Export	4 %	Spätlesen	9–12 %	Whisky	40–45 %
Porter Ale	6–7 %	Portwein	15–17 %	Rum	40–70 %

Beachten Sie:
Aus dieser Aufstellung wird deutlich, wie wenig Alkohol getrunken werden darf, wenn die empfohlene Alkoholmasse für den Hypertoniker (< 30 g) und für die Hypertonikerin (< 20 g) eingehalten werden soll.

Sollten Sie große Probleme mit dem Alkohol haben, d. h. unter den körperlichen, psychischen und sozialen Folgeschäden Ihres Alkoholkonsums leiden, sollten Sie auf alle Fälle einen Arzt oder Psychotherapeuten aufsuchen und sich von Fachleuten ambulant oder stationär behandeln lassen. Eine Hilfestellung können wir Ihnen insofern geben, als wir Sie auf den „Ratgeber Alkoholabhängigkeit" (Autor: J. Lindenmeyer) hinweisen, der ebenfalls in dieser Reihe erschienen ist.

3.2.3 Sport und Bluthochdruck

Im Vergleich zu den bisher besprochenen Methoden haben sportliche Aktivitäten nicht den Makel des Verzichtenmüssens, sondern sie steigern den Lebensgenuss und die Fitness in vielfacher Hinsicht.

Regelmäßiges körperliches Training hilft, den Blutdruck dauerhaft zu senken; bereits niedrige Übungsintensität reicht dafür aus (Bohani, 1996).

Die Deutsche Liga zur Bekämpfung des hohen Blutdrucks hat Empfehlungen ausgesprochen, für welche Hypertoniker ein regelmäßiges körperliches Training günstig ist:
- Patienten mit Grenzwert-Hypertonie (140 bis 160/90 bis 95 mmHg), die keine blutdrucksenkenden Medikamente einnehmen,
- Patienten mit milder Hypertonie (diastolischer Blutdruck: 90 bis 105 mmHg), die keine blutdrucksenkenden Medikamente einnehmen,

- Jugendliche mit einer Erhöhung vor allem des systolischen Blutdrucks (140 bis 160 mmHg), die keine blutdrucksenkenden Medikamente einnehmen und bei denen keine Organschädigungen vorliegen,
- Hypertoniker, deren Blutdruck medikamentös zufriedenstellend kontrolliert ist und deren Herzfunktionen körperliche Belastung erlauben (Vorsicht: muss vorher diagnostisch überprüft werden!).

Beim körperlichen Training sollten Sie auf Folgendes achten:

Allgemeine Regeln

- Bevorzugung dynamischer körperlicher Belastungen mit gleichmäßiger Intensität
- Intensität des Trainings wird über die Pulsfrequenz festgelegt: Trainingspulsfrequenz = 180 – Lebensalter
- Sie sollten beim Training nie außer Atem geraten
- Sie sollten regelmäßig trainieren
  Optimal:
  - 2- bis 3-mal pro Woche
  - anfänglich 30 Minuten
  - später 45 Minuten
  - minimal: täglich 10 bis 15 Minuten
- Das Training sollte Ihnen Spaß machen und nicht unter Wettkampfbedingungen stattfinden
- Es sollte folgende Elemente umfassen:
  - Aufwärmphase
  - Dehnphase der beanspruchten Muskulatur
  - Hauptteil mit Ausdauertraining
  - Erholungsphase mit allmählicher Reduktion der Belastungsintensität

Bei der Wahl und Durchführung der sportlichen Betätigung sollten Sie außerdem noch auf Folgendes achten:

Da der systolische Blutdruck bei jedem Menschen unter körperlicher Belastung ansteigt, sollten Sie nur solche Sportarten wählen, die
a. nicht zu Blutdruckspitzen führen, die
b. gut steuerbar sind und
c. deren Belastungsgrad dosierbar ist.

Da sich die blutdrucksenkende Wirkung von Sport erst nach längerer Zeit – also nicht nach einigen wenigen Versuchen – einstellt, sollten Sie stets Sportarten wählen, die Ihre Ausdauer trainieren.

Spezielle Sportarten

A. **Empfehlenswerte** Sportarten für Patienten mit Bluthochdruck (gut steuerbare, dynamische Sportarten; Beteiligung großer Muskelgruppen)

- schnelles Gehen, Langlaufen, Jogging, Radfahren
- Schwimmen (mit gewissen Einschränkungen, da nicht immer blutdrucksenkend)
- Wanderrudern, Paddeln
- Bergwandern
- Golf
- Skilanglauf in der Ebene
- Fahrradheimtrainer

B. **Bedingt geeignete** Sportarten; meist für jüngere Patienten mit leichter (160/105 mmHg) bzw. gut eingestellter Hypertonie (nach Rücksprache mit dem Arzt) geeignet.

Mannschaftssportarten:

- Fußball
- Handball
- Basketball
- Volleyball

Einzelsportarten:

- Radfahren

Weniger günstig – auch für jüngere Patienten –, da schlecht steuerbar (Belastungsspitzen kaum vermeidbar/Pressdruck)

- Tennis
- Tischtennis
- Squash
- Skifahren (Touren)

C. **Nicht empfehlenswerte** Sportarten für Hypertoniker (zu starke isometrische Kraftentwicklung und Pressdruck)

- Hantelübungen (Bodybuilding)
- Expanderübungen
- Stoßen von Gewichten
- Stoßen von Medizinbällen
- Kegeln
- Wildwasser-Kajak
- Tauchen
- Klettern am Berg
- Bogenschießen, Schießen

D. **Dringend abzuraten** ist von:

- Gewichtheben
- Ringen
- Boxen
- Turnen
- Wettkampf-Rudern
- Sportkegeln
- Kraftsportarten in der Leichtathletik

Vorsicht: Viele Übungen aus der herkömmlichen Gymnastik sind ebenfalls nicht für Hypertoniker zu empfehlen. Hierzu zählen: Klimmzüge, Kniebeugen, Liegestütze, Übungen zur Stärkung der Bauch- und Rückenmuskulatur.

3.2.4 Stressbewältigung und Entspannung

Ein aufregendes Leben, Belastungen im Beruf, Ärger mit sich und der Welt – all dies treibt den Blutdruck nach oben, ganz gleich ob Sie bereits eine Hypertonie haben oder nicht. Es schädigt unsere Gesundheit, wenn wir Tag für Tag unter Volldampf stehen. Ein stets wirksames Mittel dagegen ist, dass Sie lernen, sich zu entspannen. Es gibt zahlreiche Entspannungsmethoden, die leicht zu erlernen sind und den Blutdruck senken (Vaitl & Petermann, 2000). Auf zwei möchten wir Sie hinweisen: das Autogene Training und die Progressive Muskelrelaxation nach Jacobson.

Entspannungstrainings bedürfen in der Regel der Anleitung durch einen Psychologischen Therapeuten, der hierfür eine eigene Ausbildung hat. Aber auch an anderer Stelle können Sie Entspannungstechniken erlernen, wie z. B. in der Volkshochschule und in den von den Krankenkassen angebotenen Kursen.

Autogenes Training (modifizierte Form)

Autogen bedeutet, dass Sie selbst etwas unternehmen, in diesem Fall, dass Sie sich Sätze, so genannte Formeln vorsagen. Diese Formeln sprechen körperliche Reaktionen an, die immer dann auftreten, wenn Ihr Körper entspannt und ruhig ist. Beispielsweise werden, wenn Sie entspannt sind, Ihre Muskeln schlaff oder Ihre Hände sind stärker durchblutet, was Sie daran merken, dass Sie in den Händen ein Wärmegefühl verspüren. Im Unterschied zur körperlichen Belastung atmen Sie während der Entspannung langsamer und flacher.

Während der Entspannungsübungen des Autogenen Trainings sollten Sie bequem liegen und die Augen geschlossen halten. Die Übungen sollten immer in der gleichen Weise und unter konstanten äußeren Bedingungen durchgeführt werden.

1. Schritt: *Einleitung*
Um allmählich „abzuschalten“ – das geht am Anfang nicht sofort, sondern bedarf ein wenig Geduld –, sprechen Sie sich mehrmals (etwa alle 20 Sekunden) die Formel „Ich bin ruhig, ganz ruhig“ vor. Dies ist eine Art Selbstinstruktion.

2. Schritt: *Muskuläre Entspannung*
Wenn Sie spüren, dass sich allmählich Ruhe in Ihrem Körper ausbreitet, können Sie mit der ersten Übung – der Schwere-Übung – beginnen. Dazu konzentrieren Sie sich auf Ihren rechten Arm (wenn Sie Rechtshänder sind) und sagen sich die Formel „Rechter Arm schwer, ganz schwer“ vor. Sie werden feststellen, dass sich langsam ein Schweregefühl einstellt, das soweit gehen kann, dass Sie Ihren rechten Arm vielleicht gar nicht mehr spüren. Das ist normal. Diese Übung sollten Sie über mehrere Tage hinweg durchführen. Wenn Sie spüren, dass auch der linke Arm schwer wird, können Sie die Formel erweitern und sich vorsagen „Beide Arme schwer, ganz schwer“.

3. Schritt: *Gefäßerweiterung*
Wenn sich ein Gefühl der Schwere, das stets mit einer Entspannung der Muskulatur einhergeht, immer dann einstellt, wenn Sie Ihre Übungsposition einnehmen, können Sie mit der nächsten Übung – der Wärme-Übung – beginnen. Hierbei geht es um die Weitstellung der Blutgefäße, also um eine Mehrdurchblutung in den Händen – ein sicheres Zeichen dafür, dass sich Ihr Körper tiefer entspannt. Die entsprechende Formel lautet: „Rechter Arm ist warm, ganz warm“. Am Anfang spürt man meist ein Kribbeln und Prickeln in den Händen. Dies ist ein erstes Zeichen dafür, dass sich die Blutgefäße in Ihren Händen erweitern. Wenn das Wärmegefühle in beiden Händen auftritt, können Sie auch diese Formel

erweitern („Beide Arme warm, ganz warm"). Diese Übungen sollten Sie solange durchführen, bis sich das Wärmegefühl bereits spontan zu Beginn der Übung einstellt.

4. Schritt: *Die Atmung*
Das Entspannungsgefühl wird noch dadurch weiter vertieft, dass Sie versuchen, ruhig und gleichmäßig zu atmen. Die Formel hierfür lautet: „Atem gleichmäßig und ruhig". Wenn Sie die Schwere- und Wärme-Übung beherrschen, Sie sich also entspannt fühlen und die schon bekannten Wärmesensationen auftreten, können Sie diese Atemübung auch an den Anfang der Übungen stellen, um so – ähnlich wie bei der Formel „Ich bin ruhig, ganz ruhig" – in einen allgemeinen Entspannungszustand hineinzukommen.

5. Schritt: *Beendigung der Übungen*
Je besser Sie gelernt haben, sich zu entspannen, umso wichtiger ist es, sich aus diesem Zustand wieder herauszuholen. Auch dies will gelernt sein. Damit Sie sich nach den Übungen erfrischt fühlen, muss der Abschluss stets nach einem strengen „Ritual" erfolgen, und zwar: Zurückzählen von 10 bis Null. Bei Null: Öffnen der Augen; danach kräftiges Dehnen und Recken und Anspannen der Arm- und Beinmuskulatur; kräftig Durchatmen und dann langsames Aufrichten aus der liegenden Position.

6. Schritt: *Das Training*
Beim Autogenen Training handelt es sich um ein übendes Verfahren, dessen blutdrucksenkende Wirkung sich nur dann einstellt, wenn beharrlich und immer in der selben Weise, zumindest am Anfang, geübt wird. Damit ist es dem Erlernen des Radfahrens vergleichbar.

Wie sollen die Übungen, damit sie Erfolg haben, durchgeführt werden?

Übungsdauer: Nicht länger als 10 Minuten pro Tag. Besser häufiger und kürzer als selten und lang. Auf alle Fälle müssen Sie vermeiden, dass Sie einschlafen.

Übungszeitpunkt: Günstig wäre jene Tageszeit, zu der die Protokolle der Blutdruck-Selbstmessung einen Gipfel aufweisen (z. B. am Nachmittag).

Einstellung zu den Übungen: Die Übungen des Autogenen Trainings haben nur dann eine Wirkung, wenn Sie sich nicht unter Leistungsdruck setzen. Ihre Effekte lassen sich nicht erzwingen. Günstig ist eine Haltung des „Laufenlassens“, des „Sich-dem-Geschehen-Überlassens“ oder auch ein bloßes, unverkrampftes Achten auf das, was der Körper einem vorspielt.

Trainingsdauer: Ein paar wenige Übungen über einen weiten Zeitraum verteilt bringen keinen Erfolg. Das Trainings sollte sich mindestens über einen Zeitraum von 6 bis 8 Wochen erstrecken, um Auswirkungen auf den Blutdruck beobachten zu können. Um dies durchzuhalten, wäre es sicherlich von Vorteil, wenn die Übungen in den Tagesablauf eingebaut werden könnten.

Entspannung in anderen, vielleicht kritischen Situationen: Was Sie mit den Übungen des Autogenen Trainings gelernt haben, ist eine Entspannungsreaktion. Sie haben damit Ihrem Körper eine Fähigkeit entlockt, zu der er prinzipiell veranlagt ist, die aber bislang noch nicht systematisch geschult wurde. Je beharrlicher Sie geübt haben, umso rascher und zuverlässiger tritt diese Entspannungsreaktion auf. Oft genügt allein die Vorstellung, Sie würden nun wieder die Übungen machen, und schon stellt sich diese Reaktion ein. Es ist eine konditionierte Reaktion geworden, ähnlich wie bei den Hunden von Pavlov, die auf ein Klingelzeichen (= konditionierter Reiz) hin Magensaft produziert haben. Nun können Sie sich gewiss Situationen vorstellen, in denen es günstig wäre, sich nicht auf „180“ bringen zu lassen, sondern ruhig und entspannt zu bleiben. Damit das gelingt, müssen Sie einen Trick anwenden: Während der Übungen des Autogenen Trainings oder in einer anderen ruhigen, unbelasteten Situation (z. B. Sitzen am Arbeitsplatz) können sie versuchen herauszubekommen, wodurch Sie Ihre Entspannungsreaktion mit all den bekannten angenehmen Körpersensationen hervorrufen können. Beispiele: Wiederholen des Satzes „Ich bin ruhig, ganz ruhig“; oder: gleichmäßiges und ruhiges Durchatmen; oder: tief einatmen, langsam ausatmen und dabei die Schultern nach unten sinken lassen. Dies sind Signalreize, die Sie setzen, um Ihren Körper dazu zu veranlassen, die eingeübte Entspannungsreaktion zu produzieren.

Eine Entspannungsanleitung zur Progressiven Muskelrelaxation findet sich im Anhang (vgl. S. 54) als Arbeitsblatt 5.

Entspannung und Urlaubsgestaltung

Kein Motor kann immer und ohne Unterbrechung auf Hochtouren laufen. Genau wie er brauchen auch Sie Abschnitte in Ihrem Leben, in denen Sie langsamer treten. Der Urlaub ist hierfür ideal – vorausgesetzt, Sie beachten einige grundsätzliche Regeln:

1. Nehmen Sie Ihren Urlaub nicht auf Raten, sondern nehmen Sie die Ihnen zustehenden Urlaubswochen am Stück!
2. Wenn Sie dennoch gezwungen sein sollten, Ihren Urlaub zu teilen, achten Sie stets darauf, dass sie wenigstens eine Urlaubsperiode haben, die drei Wochen umfasst!
3. Wenn die Fahrt in den Urlaub für Sie sehr „stressig" gewesen ist, sollten Sie sich ein paar Tage reservieren, an denen Sie sich körperlich entspannen und erholen können. Also: keine anstrengenden Touren oder Ausflüge unter schlechten Wetterverhältnissen, sondern ausreichend Schlaf und Ruhe.
4. Auch auf das Klima am Urlaubsort sollten Sie achten. Innerhalb unseres Kontinents bestehen, sofern nicht vorübergehend extreme Temperaturverhältnisse herrschen, für Patienten mit Bluthochdruck keine Einschränkungen. Bei extremen klimatischen Belastungen, wie z. B. massiver Sonneneinstrahlung, tropischen Temperaturen und großen Höhenunterschieden, können Probleme auftreten.
5. Vergessen Sie auch am Urlaubsort nicht, Ihren Blutdruck selbst zu messen und Ihre blutdrucksenkenden Medikamente einzunehmen. Vor Antritt der Reise sollten Sie sich für alle Fälle mit ausreichend Medikamenten versorgen und einkalkulieren, dass möglicherweise die Ihnen verordneten Medikamente am Urlaubsort nicht erhältlich sind.

Beachten Sie hierzu auch das Arbeitsblatt 6 im Anhang, Seite 60.

Selbsthilfegruppen

Wie bereits für viele andere Krankheiten gibt es auch Selbsthilfegruppen für Bluthochdruck-Patienten. Zum Jahresende 2002 sind es in Deutschland annähernd 40 Gruppen mit rund 800 Mitgliedern. Sie treffen sich regelmäßig zum Erfahrungsaustausch, zu gemeinsamen Aktionen wie z. B. „Gesundheitssport“, „Gesund Kochen“, „Kontrolle des Körpergewichts“, „Arzt-Patienten-Seminare“ oder allgemeine Informationsveranstaltungen. Ob sich eine solche Selbsthilfegruppe in Ihrer Nähe befindet, erfahren Sie durch die Deutsche Hochdruckliga, deren Adresse Sie im Anhang (vgl. S. 44) finden.

Die Hochdruckliga betreibt auch eine Ansprechstelle für die „Selbsthilfegruppen Bluthochdruck“, koordiniert deren Arbeit und bietet Gruppenmitgliedern Informationen und Seminare zu den Themen Bluthochdruck und Gruppenarbeit.

Blick in die Zukunft

Selbst wenn Sie die Diagnose „Hypertonie“ zunächst sehr erschreckt hat, besteht nicht der geringste Grund, verzagt zu sein oder sich krank zu fühlen. Bluthochdruck ist behandelbar. Die gefährlichen hochdruckbedingten Komplikationen sind zu vermeiden. Leider ist der Bluthochdruck keine vorübergehende Entgleisung, sondern er verlangt, dass Sie ihn lebenslang im Auge behalten und sorgfältig kontrollieren. Die Möglichkeiten, ihn zu senken oder gar zu normalisieren, sind mannigfach. Mit Sicherheit gibt es unter den zahlreichen blutdrucksenkenden Mitteln ein Medikament, auf das Ihr Körper anspricht und das nur wenige Nebenwirkungen hat. Schon durch geringfügige Kurskorrekturen in Ihrer Lebensweise können Sie ebenfalls zur Senkung oder Normalisierung des hohen Blutdrucks beitragen. Beachten Sie die hier besprochenen Maßnahmen und halten Sie sich an die Ratschläge, wird sich Ihr Bluthochdruck bessern, anstatt sich, wie dies ohne Behandlung oder Kurskorrekturen in der Lebensweise der Fall wäre, zu verschlimmern. Dies ist die beste Versicherung für die Zukunft und erfolgreichste Methode, die hochdruckbedingten Komplikationen wie Herzinfarkt, Schlaganfall und Nierenversagen zu vermeiden.

Anhang

Literatur

Borhani, N. O. (1996). Significance of physical activity for prevention and control of hypertension. *Journal of Human Hypertension, 10*(2), 7–11.

Ganten, D. & Ritz, E. (Hrsg.). (1985). *Lehrbuch der Hypertonie.* Stuttgart: Schattauer.

Vaitl, D. & Petermann F. (Hrsg.). (2000). *Handbuch der Entspannungsverfahren.* Band I. 2., erw. Aufl.). Weinheim: Psychologie Verlags Union.

Allgemeine Literaturempfehlungen

Deutsche Hochdruckliga. Deutsche Hypertonie Gesellschaft. (2002). *Bluthochdruck-Empfehlungen für Betroffene.* Heidelberg.

Klaus, D. & Gleichmann, S. (1998). *Bluthochdruck und kardiovaskuläre Risikofaktoren. Ein Leitfaden für Arzt-Patienten-Seminare.* (3., verbesserte und erweiterte Aufl.). Heidelberg: Deutsche Liga zur Bekämpfung des hohen Blutdruckes e.V. Deutsche Hypertonie Gesellschaft, Wiesbaden: Joop Verlag.

Lindenmeyer, J. (2004). *Ratgeber Alkoholabhängigkeit.* Göttingen: Hogrefe.

Literaturempfehlungen zum Thema Ernährung

Elmadfa, I., Aign, W., Muskat, E., Fritzsche, D. & Cremer, H.-D. (1995). *Die große GU-Nährwert-Tabelle.* München: Gräfe und Unzer Verlag.

Wirths, W. (1995). *Kleine Nährwert-Tabelle der Deutschen Gesellschaft für Ernährung.* Frankfurt: Umschau-Verlag.

Wichtige Adressen

Merkblätter und Informationsmaterial sind gegen Selbstkostenpreis zu beziehen bei:

Deutsche Liga zur Bekämpfung des hohen Blutdruckes e.V.
Deutsche Hypertonie Gesellschaft
Berliner Straße 46
69120 Heidelberg
Telefon 0 62 21/41 17 74
Fax: 0 62 21/40 22 74
Internet Adresse:
www.hochdruckliga.info
E-Mail: Hochdruckliga@t-online.de

Bei speziellen Fragen zu Bluthochdruck und anderen Herz-Kreislauf-Erkrankungen bietet die Deutsche Hochdruckliga ein Herz-Kreislauf-Telefon an:
0 62 21/47 48 00
Montag bis Freitag, 9:00 bis 17:00 Uhr
Die Auskunft ist kostenlos.

Wenn Sie wissen möchten, ob sich eine Selbsthilfegruppe für Bluthochdruck-Patienten in Ihrer Nähe befindet, gibt es eine Ansprechstelle bei der Deutschen Hochdruckliga:
Ansprechstelle für Selbsthilfegruppen
Deutsche Liga zur Bekämpfung des hohen Blutdruckes e.V.
Deutsche Hypertonie Gesellschaft
Berliner Straße 46
69120 Heidelberg
Tel.: 0 62 21/ 41 17 74
Fax: 0 62 21/ 40 22 74
E-Mail: Hochdrucklage@t-online.de
www.hochdrucklage.info

Weitere nützliche Adressen

Hilfen bei Alkoholmissbrauch und Alkoholabhängigkeit:

Deutsche Hauptstelle gegen Suchtgefahren (DHS)
Westring 2
59065 Hamm
Tel.: 0 23 81/90 15-0
Fax: 0 23 81/90 15 30
E-Mail: info@dhs.de
www.dhs.de

Anonyme Alkoholiker Deutschland (AA) – Gemeinsames Dienstbüro
Landwehrstraße 9
80336 München
Tel.: 0 89/3 16 95 00
Fax: 0 89/3 16 51 00
E-mail: info@anonyme-alkoholiker.de
www.anonyme-alkoholiker.de

Raucherentwöhnung:

Rauchertelefon des DKFZ
0 62 21/42 42 00
Montag bis Freitag, 15:00 bis 19:00 Uhr
www.dkfz.de/rauchertelefon

Arbeitskreis Raucherentwöhnung
Herrenbergerstraße 23
72070 Tübingen
Tel.: 0 70 71/2 98 73 46
Fax: 0 70 71/29 41 41

Arbeitsblätter

Arbeitsblatt: Wirkungen und Nebenwirkungen von blutdrucksenkenden Medikamenten 1

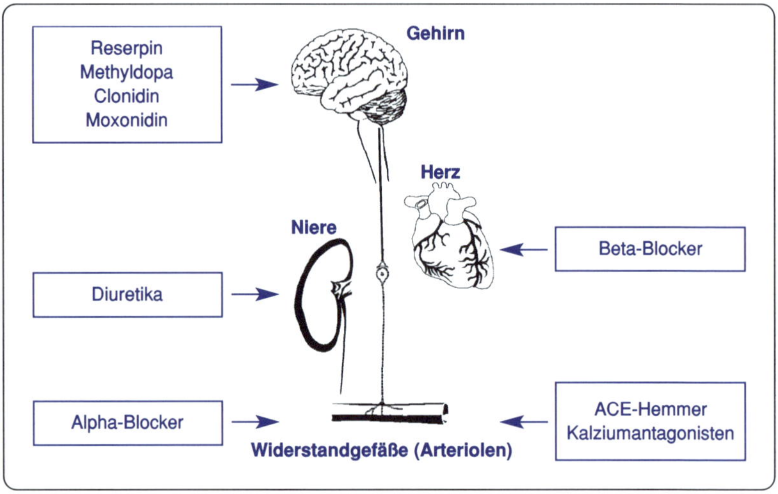

Angriffsort der Antihypertonika (Erläuterung s. Text)

Reserpin und andere Rauwolfia Alkaloide

Wirkung: Sie bewirken eine Abnahme der Sympathikus-Aktivität. Dadurch werden die peripheren Gefäße entspannt.
Nebenwirkungen: Es können depressive Verstimmungen, Sedierung, Potenzstörungen, Magen-Darm-Ulcera und Orthostase-Labilität auftreten.
Vorsicht: Depressionen, frisches Magen-Geschwür und Parkinson-Syndrom.

Zentral wirkende Sympathikolytika (z. B. Clonidin)

Wirkung: Ihr gemeinsamer Angriffspunkt ist das Kreislaufregulationszentrum im Gehirn; dies führt zu einer zentralen Dämpfung des Sympathikus. Deutliche bis starke Blutdrucksenkung.
Ausgeprägte Nebenwirkungen: Müdigkeit, Orthostase-Beschwerden, Mundtrockenheit, Sedierung, Potenzstörungen, Flüssigkeitsansammlung im Körper.
Vorsicht: bei Personen, die Autofahren oder an Maschinen arbeiten.

Arbeitsblatt: Wirkungen und Nebenwirkungen (Fortsetzung) 1

Beta-Blocker

Wirkung: Die Katecholaminwirkung an den Betarezeptoren des sympathischen Nervensystems wird vermindert, die Wirkung am Herzen führt zu einer Verringerung der Pumpleistung und der Schlagfrequenz des Herzens; Blutdruckanstieg unter körperlicher Belastung wird abgeschwächt.
Nebenwirkungen: Selten verlangsamte Pulsfrequenz, Schlafstörungen, kalte Extremitäten, rasche muskuläre Ermüdbarkeit.
Vorsicht: Asthma bronchiale, Herzinsuffizienz, Bradykardien (Pulsfrequenz < 50 Schläge pro Minute).

Diuretika

Wirkung: Stoffe, die durch direkte Wirkung an der Niere die Ausscheidung von Natrium und Wasser erhöhen und eine Gefäßerweiterung bewirken, was im Laufe der Therapie zu einem Abfall des peripheren Gefäßwiderstandes führt.
Drei verschiedene Gruppen von Diuretika werden eingesetzt: Typ A (stärker wirkende Kalium-erniedrigende Diuretika), Typ B (schwach diuretisch wirkende Kalium-sparende Diuretika), Typ C (Antagonisten der Mineralkortikoide werden häufig als Kombinationspräparat eingesetzt).
Nebenwirkungen: Elektrolytstörungen, Hypo- oder Hyperkaliämie, subjektive Beschwerden, Muskelschmerzen, Wadenkrämpfe, Oberbauchbeschwerden.
Vorsicht: Gicht, Schwangerschaft, fortschreitende Nierenerkrankung.

Gefäßerweiternde Substanzen (Vasodilatatoren, Alpha-Blocker)

Wirkung: Blockade der Alpha-Rezeptoren in der Gefäßmuskulatur; dies führt zum Abfall des peripheren Widerstandes, reflektorisch häufig zu einem Anstieg der Pulsfrequenz und des Herzschlagvolumens.
Nebenwirkungen: Kopfschmerzen, Hitzegefühl, Herzklopfen, Orthostase-Labilität.

Arbeitsblatt: Wirkungen und Nebenwirkungen 1
(Fortsetzung)

Kalzium-Antagonisten

Wirkung: Ähnlich wie bei den Vasodilatatoren durch Entspannung der Gefäßmuskulatur. Kalzium-Antagonisten sind eine Gruppe von chemisch sehr unterschiedlichen Substanzen, die bei vergleichbarer Wirkstärke relativ geringe Nebenwirkungen hervorrufen.
Nebenwirkungen (präparatabhängig): meist gering, vorübergehend Herzklopfen, Kopfschmerzen, Verstopfung.

Angiotensin-Conversionsenzym-Hemmer (sog. ACE-Hemmer)

Wirkung: Blockade des blutdrucksteigernden Hormonsystems der Niere (Renin-Angiotensin-System), rascher blutdrucksenkender Effekt, schwache bis mittelstarke Wirkung.
Nebenwirkungen: vereinzelt Geschmacksstörungen, Hautausschlag, Reizhusten.
Vorteil: gute subjektive Verträglichkeit.

Arbeitsblatt: Blutdruck-Tagebuch

2

	Montag				Dienstag				Mittwoch				Donnerstag				Freitag				Samstag				Sonntag			
Datum:																												
Gewicht:																												
Medikament (Dosierung):																												
Medikament (Dosierung):																												
Zeitpunkt: Morgens, vor dem **F**rühstück, **N**achmittags, **A**bends	**M**	**F**	**N**	**A**	**M**	**F**	**N**	**A**	**M**	**F**	**N**	**A**	**M**	**F**	**N**	**A**	**M**	**F**	**N**	**A**	**M**	**F**	**N**	**A**	**M**	**F**	**N**	**A**
Uhrzeit:																												
250																												
240																												
230																												
220																												
210																												
200																												
190																												
180																												
Blutdruck 170																												
(mmHg) 160																												
150																												
140																												
130																												
120																												
110																												
100																												
90																												
80																												
70																												

Arbeitsblatt: Nährwert-Tabelle

3

Produkte (100 g)	Kalorien
Äpfel (Fruchtfleisch)	55,0
Bananen (Fruchtfleisch)	90,3
Birnen (Fruchtfleisch)	58,9
Blumenkohl	28,0
Blutwurst	425,0
Briekäse, 50 % F. i. T.	368,0
Butter	776,0
Chicoree	16,0
Coca-Cola	44,0
Edamer, 30 % F. i. T.	280,0
1 Eigelb (i. D. 19,1g)	70,0
1 Eiweiß (i. D. 30,6 g)	17,0
Erdbeeren (frisch)	37,0
Erdnüsse (geröstet)	631,0
Flussaal (roh)	299,0
Forelle (gekocht)	98,0
Gans (fett)	364,0
Gans (gebraten, mittelfett)	391,0
Gurke	8,0
Haferflocken	402,0
Haselnüsse	694,0
Hecht (gekocht)	86,0
Heilbutt (gekocht)	122,0
Hering (roh)	255,0
Herz vom Rind oder Kalb	133,0
Kalbfleisch (mager, gekocht)	161,0
Karpfen (gekocht)	78,0
Kartoffeln (geschält)	85,0
Kognak	336,0
Kopfsalat	16,0
Kuhmilch (3,5 % Fett)	66,0
Leber vom Kalb oder Rind	141,0

Produkte (100 g)	Kalorien
Limonaden i. D.	48,0
Magermilch	35,0
Mandeln	651,0
Matjeshering	285,0
Mettwurst	541,0
Ochsenzunge (geräuchert und gesalzen)	394,0
Ölsardinen	240,0
Pommes frites	400,0
Rindfleisch (ohne Fett)	133,0
Rindfleisch (mager)	213,0
Rosenkohl	52,0
Salamiwurst	550,0
Schinken i. D. (roh)	395,0
Schinkenwurst	375,0
Schlagrahm (30 % Fett)	302,0
Scholle (gekocht)	90,0
Schweinefleisch (fett)	566,0
Schweinefleisch (mager, gebraten)	207,0
Sonnenblumenöl	928,0
Speck (durchwachsen)	658,0
Süßstoff	keine
Tee (schwarz), 1 Tasse	3,0
Thunfisch (roh)	242,0
Tomate	19,0
Vollbier (hell)	47,0
Walnüsse	705,0
Weißkohl	25,0
Weißweine (deutsche) i. D.	70,0
Weizenmehl, Type 550	370,0
Wirsing	33,0
Zucker	394,0

Arbeitsblatt: Nahrungsmittel-Empfehlungen bei Hypertonie **4**

	Geeignet	**Bedingt geeignet** (Mengen-beschränkung!)	**In der Regel nicht geeignet** (oder nur in kleinen Portionen)
	Lebensmittel mit niedrigem Natriumgehalt (bis 120 mg Natrium/100 g Lebensmittel entspr. 0,3 g Kochsalz/100 g Lebensmittel)	Lebensmittel mit mittlerem Natriumgehalt (120–400 g Natrium/100 g Lebensmittel entspr. 0,3–1 g Kochsalz/100 g Lebensmittel)	Lebensmittel mit hohem Natriumgehalt (über 400 mg Natrium/100 g Lebensmittel entspr. über 1 g Kochsalz/100 g Lebensmittel)
Fleisch und Wurstwaren	alle frischen Fleischsorten frisches Geflügel Wild	Roast Beef-Aufschnitt	Dauerwurstwaren Kassler Pökelfleisch Schinken, roh u. geräuchert Fleisch- und Wurstsalate
Fisch und Fischwaren	alle frischen Fische	Bücklinge, geräuchert Makrelen, geräuchert Krabben in Dosen	Bratheringe Salzheringe Matjesheringe Fischkonserven Fischsalate Lachsersatz Ölsardinen Seelachs, geräuchert
Fette, Öle	Diätmargarine	Kräuterbutter	Mayonnaise Speck

Arbeitsblatt: Nahrungsmittel-Empfehlungen bei Hypertonie (Fortsetzung)

4

	Geeignet	**Bedingt geeignet** (Mengen-beschränkung!)	**In der Regel nicht geeignet** (oder nur in kleinen Portionen)
Milch und Milch-produkte	(fettarme Trinkmilch) Buttermilch (Mager-)Joghurt (Mager-)Quark	Frischkäse Schweizer Käse	Hartkäse (Edamer, Gouda) Schmelzkäse, Weichkäse (Tilsiter, Romadur, Limburger, Camembert, Brie)
Brot, Teigwaren/ Gebäck	Getreideflocken Nudeln, Spaghetti Reis Apfelkuchen Mürbeteig	Butterkeks Graubrot Leinsamenbrot Weißbrot	Brötchen Pumpernickel Corn-Flakes Kartoffel-Chips Laugengebäck Salzgebäck
Gemüse, Salate, Pilze, Kartoffeln	alle Sorten frisch oder tiefgefroren (küchenfertig)	Gemüse in Dosen Gemüsesäfte ohne Kochsalzzusatz Kartoffelknödel	Essiggemüse Oliven, Kapern Salzgurken Sauerkraut Salatsaucen
Obst	alle Sorten Obstkonserven		
Spezialpro-dukte, Fertiggerichte	natriumarme oder natrium-verminderte Lebensmittel		Fertigsuppen Fertigmenüs (tiefgekühlt oder in Dosen) Fertigsaucen

Arbeitsblatt: Nahrungsmittel-Empfehlungen bei Hypertonie (Fortsetzung) 4

	Geeignet	**Bedingt geeignet** (Mengen-beschränkung!)	**In der Regel nicht geeignet** (oder nur in kleinen Portionen)
Würzzutaten	alle frischen, getrockneten und tiefgefrorenen Küchenkräuter alle reinen Gewürze salzfreie Sorten von Curry, Senf und Tomatenmark		Kochsalz Kochsalz-mischungen Gewürzsalze Curry flüssige Würze Suppen- und Fleischextrakte handelsüblicher Senf Ketchup

Arbeitsblatt: Entspannungsanleitung 5

Setzen Sie sich bequem und entspannt hin. Rücken Sie sich solange zurecht, bis Sie ganz bequem sitzen und legen Sie störende Kleidungsstücke oder Gegenstände ab. Schließen Sie die Augen und stellen Sie sich innerlich auf die Entspannung ein: Versuchen Sie, Ihre Muskeln so locker wie möglich zu lassen und konzentrieren Sie sich auf die Entspannung. Die Entspannungsphase sollte etwa dreimal so viel Zeit in Anspruch nehmen wie die Anspannungsphase!

Wir beginnen mit den Armen

Anspannung: Ballen Sie jetzt die rechte und die linke Hand zur Faust und spüren Sie die Spannung in den Händen und Unterarmen. Halten Sie für kurze Zeit diese Spannung.

Entspannung: Öffnen Sie Ihre Hände wieder und beobachten den Unterschied zwischen der Anspannung und der Entspannung. Lassen Sie Ihre Hände ganz locker werden.

Anspannung: Jetzt wiederholen Sie diese Übung noch einmal: Spannen Sie beide Unterarme an, indem Sie die Hände zur Faust ballen. Beobachten Sie die Anspannung.

Entspannung: Und jetzt wieder entspannen. Öffnen Sie die Hände, strecken die Finger und spüren Sie den Wechsel von der Anspannung zur Entspannung. Lassen Sie die Entspannung bis in die Fingerspitzen fließen. Entspannen Sie die Hände und Unterarme und konzentrieren Sie sich auf diese Muskeln, die jetzt immer lockerer werden.

Anspannung: Jetzt spannen Sie die Oberarme an, indem sie die Ellenbogen beugen und die Hände zur Schulter führen. Spüren Sie die Spannung in den Oberarmen. Spannen Sie fest an.

Entspannung: Und jetzt wieder locker lassen. Legen Sie die Arme wieder bequem auf die Lehne und spüren Sie die angenehme Entspannung. Lassen Sie die Entspannung durch die Oberarme in die Unterarme bis in die Hände und Finger strömen.

(Nach D. Riemann, Ratgeber Schlaftstörungen)

Arbeitsblatt: Entspannungsanleitung (Fortsetzung) 5

Jetzt kommen wir zum Gesicht

Entspannung: Halten Sie die Augen weiter geschlossen und entspannen Sie Ihr ganzes Gesicht.

Anspannung: Heben Sie nun die Augenbrauen an, so dass sich auf Ihrer Stirn Falten bilden. Behalten Sie diese Spannung.

Entspannung: Und wieder locker lassen. Lassen Sie Ihre Stirn ganz locker. Achten Sie auf den Unterschied von der Anspannung zur angenehmen Entspannung. Fühlen Sie, wie Ihre Stirn glatt wird bei der Entspannung.

Anspannung: Kneifen Sie jetzt die Augen zusammen und rümpfen Sie die Nase. Achten Sie auf die Spannung, die jetzt in den Augen und der Nase entsteht und halten Sie für eine kurze Zeit diese Spannung.

Entspannung: Und wieder entspannen. Lassen Sie die Augenpartie und die Nase ganz locker werden und entspannen Sie sich. Konzentrieren Sie sich nur auf das angenehme Gefühl der Entspannung.

Anspannung: Jetzt beißen Sie die Zähne aufeinander, ziehen die Mundwinkel nach hinten und pressen die Zunge fest gegen den Gaumen. Spannen Sie Ihre Kiefermuskeln fest an.

Entspannung: Und wieder locker lassen, entspannen Sie sich. Lassen Sie den Unterkiefer ganz locker werden. Fühlen Sie, wie sich Ihr ganzes Gesicht entspannt: die Stirn, die Augenpartie, die Nase, der Mund und der Kiefer. Lassen Sie die Entspannung immer tiefer und tiefer werden. Spüren Sie, wie sich die Entspannung immer weiter ausbreitet und genießen Sie dieses angenehme Gefühl.

Und nun kommen wir zum Nacken und Hals

Anspannung: Drücken Sie Ihren Kopf nach hinten und fühlen Sie die Spannung in den Nackenmuskeln.

Entspannung: Und entspannen Sie wieder. Lassen Sie die Nackenmuskeln ganz locker werden.

Arbeitsblatt: Entspannungsanleitung (Fortsetzung) 5

Anspannung: Drücken Sie nun Ihren Kopf nach vorne auf die Brust und spüren sie die Spannung. Halten Sie die Spannung für eine kurze Zeit.

Entspannung: Und wieder locker lassen. Spüren Sie den Unterschied zwischen der Anspannung und der angenehmen Entspannung. Entspannen Sie Ihre Hals- und Nackenmuskulatur. Drehen Sie Ihren Kopf etwas nach rechts und links und lassen die Muskeln ganz locker und entspannt werden. Spüren Sie, wie die Entspannung tiefer und tiefer wird.

Als nächstes wenden wir uns den Schultern und dem oberen Rücken zu

Anspannung: Ziehen Sie die Schultern in die Höhe und halten Sie die Spannung.

Entspannung: Lassen Sie die Schultern wieder fallen und entspannen Sie sich. Ihre Schultern werden ganz locker und entspannt.

Anspannung: Ziehen Sie nun die Schultern in die Höhe und bewegen Sie kreisförmig. Spüren Sie die Spannung in den Schultern und im Rücken.

Entspannung: Und wieder entspannen. Achten Sie auf den Unterschied zwischen Anspannung und Entspannung. Fühlen Sie, wie sich Schultern und Rücken immer mehr lockern und entspannen.

Nun kommen wir zur Brust

Entspannung: Entspannen Sie Ihren ganzen Körper und atmen Sie ruhig ein und aus. Spüren Sie die Entspannung beim Ausatmen.

Anspannung: Atmen Sie nun tief ein und halten Sie die Luft für kurze Zeit an. Fühlen Sie die Spannung in Ihrer Brust.

Entspannung: Und atmen Sie wieder aus. Fühlen Sie die Entspannung beim langsamen Ausatmen, die sich mehr und mehr ausbreitet. Atmen Sie weiter ruhig ein und aus und genießen Sie die Entspannung.

Arbeitsblatt: Entspannungsanleitung (Fortsetzung) 5

Anspannung: Atmen Sie noch einmal tief ein und halten die Luft für kurze Zeit an.

Entspannung: Atmen Sie wieder aus und fühlen den angenehmen Wechsel von der Anspannung zur Entspannung. Atmen Sie wieder ruhig ein und aus und beobachten Sie, wie sich die Entspannung immer mehr ausbreitet von der Brust in den Rücken, die Schultern, den Nacken und Hals, das Gesicht und die Arme. Lassen Sie ganz locker und genießen Sie die Entspannung.

Denken Sie jetzt einmal an Ihr RUHEBILD.

Stellen Sie sich die Situation möglichst detailliert vor: was können Sie sehen, hören, fühlen und riechen? In welcher Jahreszeit spielt sich diese Situation ab und zu welcher Tageszeit? Lassen Sie diese angenehme Situation auf sich wirken und versuchen Sie immer weiter mit allen Ihren Sinnen, sich diese angenehme Situation vorzustellen.

Als nächstes kommen wir zu den Bauchmuskeln

Anspannung: Ziehen Sie Ihren Bauch nach innen, so dass sich die Muskeln spannen. Spüren Sie die Anspannung.

Entspannung: Und wieder locker lassen. Entspannen Sie Ihre Bauchmuskeln, lassen Sie sie ganz locker werden.

Anspannung: Und noch einmal: Spannen Sie Ihre Bauchmuskeln an, halten Sie kurz die Spannung.

Entspannung: Und entspannen Sie wieder. Lassen Sie die Bauchmuskeln ganz locker werden. Atmen Sie ruhig ein und aus und spüren Sie, wie die Entspannung sich im Bauch- und Brustbereich ausweitet und tiefer und tiefer wird.

Arbeitsblatt: Entspannungsanleitung (Fortsetzung) 5

Nun kommen wir zu den Beinen

Anspannung: Drücken Sie die Fersen fest gegen den Boden, ziehen Sie die Zehen nach oben und spannen Sie Unterschenkel, Oberschenkel und die Gesäßmuskeln fest an. Achten Sie auf die Anspannung.

Entspannung: Und wieder locker lassen. Entspannen Sie Füße, Unterschenkel, Oberschenkel und die Gesäßmuskeln.

Anspannung: Noch einmal: Pressen Sie die Fersen auf den Boden, ziehen Sie die Zehenspitzen nach oben und spannen Unterschenkel, Oberschenkel und Gesäßmuskeln fest an.

Entspannung: Jetzt entspannen Sie wieder. Lassen Sie die Entspannung sich im ganzen Körper ausbreiten: von den Zehenspitzen über die Unterschenkel, die Oberschenkel, Gesäßmuskeln, den Rücken, die Bauchgegend, die Brust, die Schultern, den Nacken und Hals, in die Arme und Hände bis in die Fingerspitzen hinein und in das Gesicht. Die Stirn ist angenehm glatt und entspannt, die Augenpartie ist ganz entspannt, die Augenlider werden schwer und der Unterkiefer ist ganz locker.

Denken Sie jetzt noch einmal an Ihr RUHEBILD.

Stellen Sie sich die Situation möglichst detailliert vor: Was können Sie sehen, hören, fühlen und riechen? In welcher Jahreszeit spielt sich diese Situation ab und zu welcher Tageszeit? Lassen Sie diese angenehme Situation auf sich wirken und versuchen Sie immer weiter mit allen Ihren Sinnen, sich diese angenehme Situation vorzustellen.

Arbeitsblatt: Entspannungsanleitung (Fortsetzung) 5

Fühlen Sie, wie sich die Entspannung im ganzen Körper ausbreitet. Lassen Sie sich einfach gehen und entspannen Sie sich weiter. Atmen Sie ruhig ein und aus. Spüren Sie, wie die Entspannung tiefer und tiefer wird und lassen Sie einfach los. Entspannen Sie sich weiter, immer tiefer. Atmen Sie tief ein und langsam wieder aus. Fühlen Sie eine angenehme Schwere und Entspannung. Und entspannen Sie weiter und weiter.

Beenden der Entspannung

Jetzt beenden wir allmählich die Entspannung. Bewegen Sie hierzu zunächst die Füße und Beine, danach die Hände und Arme, den Kopf und die Schultern, strecken Sie sich und öffnen dann die Augen.

Arbeitsblatt: 7 Regeln für Kraftfahrer mit hohem Blutdruck 6

1. Kein Alkoholgenuss vor oder während der Fahrt.
2. Nie zusätzlich zu blutdrucksenkenden Medikamenten Beruhigungsmittel oder stärkere Schmerzmittel einnehmen.
3. Meiden von Sauerstoffmangel: Im Fahrzeug nicht rauchen.
4. Plötzliche körperliche Anstrengungen bei Pannen und beim Laden vermeiden.
5. Regelmäßig alle zwei Stunden eine Fahrpause einlegen.
6. Sofortige Fahrtunterbrechung bei Konzentrationsschwäche, Reizbarkeit oder Minderung des Wohlbefindens.
7. Bei neuentdecktem oder schwerem Hochdruck, Wechsel des Arzneimittels oder Änderung der Dosis: Unbedingt mit dem behandelnden Arzt über Kraftfahrtauglichkeit sprechen.